Dr E
Médecin stagiaire au Val-de-Grâce

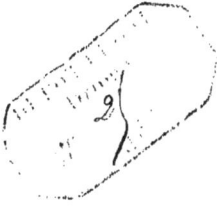

❧

# De la Conduite à tenir

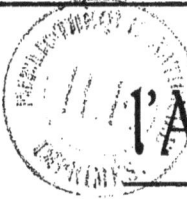

pendant

# l'Accouchement

du

# Second Jumeau

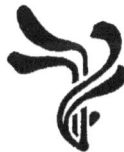

❧

DUCROS & LOMBARD

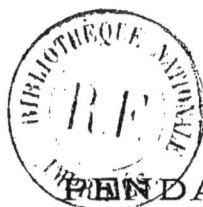

# PENDANT L'ACCOUCHEMENT

## DU SECOND JUMEAU

Dᵣ Eugène MOMY

Médecin stagiaire au Val-de-Grâce

☙

# De la Conduite à tenir

## pendant

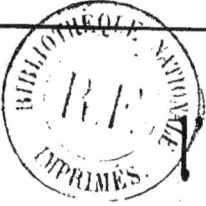

# l'Accouchement

## du

# Second Jumeau

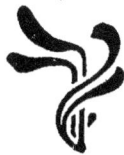

VALENCE

IMPRIMERIE DUCROS & LOMBARD

41, Rue du Tunnel, 41

—

1907

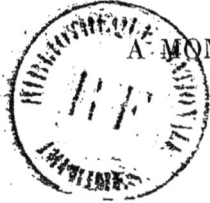

A MON PÈRE

Bien faible témoignage de
ma profonde reconnaissance et
de mon inaltérable affection.

A MES PARENTS

A MES FRÈRES

A MES SŒURS

A mon Président de Thèse

# MONSIEUR LE PROFESSEUR FABRE

PROFESSEUR DE CLINIQUE OBSTÉTRICALE A LA FACULTÉ DE MÉDECINE

> Il nous a toujours accueilli
> avec une extrême bienveillance
> dans son service, et, en nous
> inspirant le sujet de cette thèse,
> il nous a prodigué son aide et
> ses conseils. Qu'il reçoive au-
> jourd'hui l'expression de notre
> reconnaissance.

## A M. le Médecin Principal SIEUR

PROFESSEUR AGRÉGÉ AU VAL-DE-GRACE

> Nous n'oublierons pas que
> c'est grâce à ses conseils éclai-
> rés, à ses leçons si instructi-
> ves, que nous avons réussi au
> concours d'entrée à l'Ecole.

## A mes Maitres Civils et Militaires

# INTRODUCTION

Bien pénétré des leçons de notre maître distingué, Monsieur le professeur Fabre, qui s'est attaché avec persévérance, dans ses leçons de chaque jour, à nous doter de connaissances essentiellement pratiques, nous avons été particulièrement séduit, dans l'histoire de la grossesse gémellaire, par l'étude de la conduite à tenir dans l'accouchement du deuxième enfant et nous avons accepté avec reconnaissance de conduire un travail, qui s'il n'a pas le mérite d'être original, a tout au moins la prétention d'être une œuvre utile et de pratique courante.

C'est un fait relativement fréquent, en effet de voir arriver dans les services de maternité, conduites par des médecins ou des sages-femmes, des parturientes, qui, après avoir accouché d'un premier enfant, se sont trouvées dans l'impossibilité, par suite d'un manque d'initiative ou même de fausses manœuvres de la part de l'accoucheur ou de l'accoucheuse, de s'exonérer du second fœtus.

Les faits de ce genre abondent dans la littérature obstétricale. Nous nous contenterons d'en citer quelques-uns parmi les plus récents dont une observation personnelle et deux autres empruntées.

OBSERVATION PERSONNELLE I. — V. Gertrude. III *pare*. 5 Nov. 1902,

Le premier enfant est expulsé spontanément à domicile, le deuxième se présente par l'épaule. Une tentative de version podalique est faite par la sage-femme. Elle saisit probablement la main au lieu du pied et ne pouvant réduire la procidence amène la malade à la clinique. Pas de renseignements précis. L'intérus est en état de contraction permanente. La malade est pâle, le pouls bat 140 fois à la minute. Il y a probablement hémorragie interne par suite du décollement du placenta ; le deuxième fœtus est mort, les deux bras sont procidents. La nécessité d'aller vite à cause de l'état précaire de la malade indique l'embryotomie qui paraît plus facile, plus rapide que la version, le cou étant très accessible et le fœtus répliqué dans le vagin. L'opération dure 2 à 3 minutes. Un flot de sang suit derrière, 500 gr. environ.

Délivrance artificielle, sérum, ergotine.

OBSERVATION II ( empruntée à la thèse Sriber, Paris 1906 ).

Intervalle prolongé entre les deux accouchements. Le premier accouchement a eu lieu à 11 heures du soir. Le médecin croyant réveiller les contractions, administre le lendemain matin de l'ergot de seigle.

L'orifice se rétracta et l'on dùt faire la dilatation forcée pour extraire à une heure du soir un second enfant mort et macéré.

Devant l'impossibilité d'extraire le placenta, la malade est envoyée à la Maternité.

OBSERVATION III (puisée dans l'*Arte Obstetrica*, Milano, Oct. 1900, communication d'Adolpho Lorini).

Quand l'auteur est arrivé auprès de la malade, elle était morte. Après avoir accouché, debout, d'un premier enfant vivant, malgré toutes les observations de la sage-femme, tendant à la faire se coucher, elle avait été prise d'une hémorragie extrèmement abondante et avait succombé en une demi-heure.

L'auteur extrait le deuxième enfant par une application de forceps, puis assiste à la délivrance.

Il fait remarquer que la sage-femme aurait dù menacer la parturiente de l'abandonner et refuser de prendre la responsabilité de l'accouchement.

Quant au mécanisme de la mort, il a été le suivant :

Traction sur le cordon au moment de la chùte du premier enfant décollement du placenta par arrachement, hémorragie, défaut d'efficacité de la contractibilité et de la rétraction de l'utérus contre l'hémorragie à cause de la présence du second enfant.

Si l'accouchement avait été simple ou si l'insertion placentaire avait été bas située, l'hémorragie n'eùt probablement pas été mortelle.

Nous bornerons là, pour l'instant, l'énumération de ces cas malheureux, mais il suffira de se reporter plus loin aux observations IV, V, VI, VII, VIII, pour retrouver de nouveaux exemples de la compromission de la vie du second enfant due au manque d'initiative de l'opérateur.

Nous allons, en conséquence, après avoir fait brièvement l'historique de la question, — étudier d'abord les conditions dans lesquelles se présente l'enfant, — en second lieu nous examinerons successivement, les différentes présentations en même temps que la manière de se conduire vis-à-vis de chacune d'elles ; puis nous décrirons la délivrance avec la conduite à tenir qu'elle comporte. — Dans la troisième partie nous exposerons les accidents les plus fréquents avec lesquels le médecin se trouve aux prises à l'occasion du second jumeau.

Nous citerons ensuite quelques-unes des observations inédites les plus typiques que nous avons pu recueillir dans le courant de ces dix dernières années à la clinique de la Charité et nous terminerons par nos conclusions.

# HISTORIQUE

Louise Bourgeois (1626) disait « si le second vient
mal il ne faut pas laisser se rompre les eaux et l'amener par les pieds, car il a fait tous les efforts de venir
le premier, tellement qu'en la posture qu'il est demeuré
il ne s'en peut changer, le prolonger lui est plus nui-
sible que profitable.

Mauriceau (1668) conseillait, quand le premier enfant
est sorti, d'ouvrir les membranes et de faire écouler les
eaux du second enfant, quand il est bien situé pour
accélérer l'accouchement et laisser finir naturellement
ayant même fait la réduction du cordon et des bras
sortis ainsi que des têtes mal situées pour suivre cette
intention.

Cette pratique de Mauriceau qui était suivie aussi
par Peu (Pratique des Accouchements — Paris 1694,
page 209) et Rœderer fut vivement attaquée :

« Il y en a qui veulent, disait Dionis (page 300) que
si un second enfant se présente par la tête de le rece-
voir dans cette situation ; mais cette pratique est oppo-

sée aux sentiments des plus habiles accoucheurs qui conseillent de le retourner et de le faire venir par les pieds.

C'était aussi l'opinion de Lamotte (Traité d'Accouchements 1754) qui avait d'abord suivi la manière de Mauriceau et qui devint plus tard un ardent partisan de la version immédiate dans tous les cas.

Deleurye (Traité des accouchements 1777 — page 351, § 819) conseillait pour principe : de ne jamais attendre que le second enfant vienne. Dans ce cas, dès que le premier est venu, il faut se débarrasser du second, saisir les pieds et les amener dans le vagin où on les laissera plus ou moins de temps, cela dépendra des contractions vives ou éloignées de la matrice.

Smellie (traduit par Freville 1754) s'était arrêté à une opinion mixte qu'il a ainsi exprimée : « Si la femme a de fortes douleurs, et qu'il n'y ait ni pertes, ni faiblesses à craindre, pourvu que la tête se présente bien et qu'elle paraisse disposée à sortir elle se délivrera encore de ce second de la manière naturelle. Lorsque les membranes ne sont point rompues, que la tête ne suit point immédiatement, ou que l'enfant se présente de travers, il faut le retourner tout de suite et le délivrer par les pieds. Mais si le bassin est étroit, que la femme soit forte et que la tête se présente, il faut tout abandonner aux soins de la nature (tome I, page 392).

P. Dubois se fondant sur la raison et l'expérience a indiqué un moyen terme d'une heure après lequel il faudra chercher à produire le travail dans les cas ordinaires.

Cazeaux résume ainsi les indications d'une intervention plus rapide :

Il est des cas où il ne peut y avoir hésitation. Ainsi, 1° quand la naissance du premier enfant a été longue, difficile, a nécessité l'intervention de l'art, et que les forces de la mère paraissent épuisées par ce premier travail ; 2°, lorsque, après ou pendant la naissance du premier enfant, il survient un accident qui menace les jours de la mère ou du second jumeau ; 3° lorsque celui-ci se présente au détroit supérieur dans une position défavorable et qui par elle-même exige la version, il faut immédiatement la pratiquer. Mais dans tous les cas, il ne faut nullement hâter l'expulsion : on tirera très lentement sur l'extrémité pelvienne afin de ne pas trop rapidement désemplir l'utérus et éviter l'inertie et l'hémorragie qui pourraient être la conséquence de cette déplétion trop rapide. Il sera même très prudent, lorsque par l'évolution on aura converti la position défectueuse en position du pelvis, de confier le reste du travail aux efforts expulseurs de l'utérus.

Ce précepte, recommandé également par Dubois serait très rarement applicable suivant M. Depaul et il vaut mieux extraire complètement l'enfant dans ce cas, tout en employant la prudence voulue pour permettre à l'utérus de revenir peu à peu sur lui-même.

Voici comment le professeur Depaul s'exprime à ce sujet : si, après la naissance d'un premier enfant suivi bientôt de son délivre, le travail se suspendait et que la nature ne semblât pas disposée à entreprendre l'accouchement du second enfant, je crois qu'il serait logique d'attendre. Il est bien entendu toutefois qu'il n'y a

ni hémorragies, ni convulsions, ni accident de quelque
nature que ce soit qui puissent vous imposer une autre
ligne de conduite. Il faut pour agir de la sorte que
vous ayez sous les yeux une femme bien constituée, qui
n'aura pas encore été affaiblie par le premier accouchement ou pendant la grossesse ; il faut en outre que
vous entendiez parfaitement les battements du cœur du
second enfant encore enfermé dans la matrice. Cette
décision, vous la prendrez surtout si le premier enfant
est relativement petit ; si d'après son volume et les
renseignements recueillis la grossesse n'est pas arrivée
à son terme normal, vous pourrez espérer alors...que
le fœtus resté dans la matrice continuera à se dévelop-
per et pourra atteindre le terme régulier de la gestation. » (Leçons de clinique obstétricale — 1872 —
page 348).

D'après Charpentier (tome I, page 484) la conduite à
tenir est la suivante ;

1° les deux enfants se présentent bien. — Si le premier accouchement a été naturel, attendre — Si au
bout d'un quart d'heure, d'une demi-heure les contractions ne se réveillent pas, exercer sur l'utérus des
frictions, une sorte de massage, exciter légèrement le
col ; — si cela ne suffit pas rompre les membranes
et attendre ; — intervenir si l'état de la mére ou de
l'enfant le réclament.

2° Si le second enfant se présente mal, version par
manœuvres internes ou externes, suivant les cas, puis
attendre et intervenir suivant les circonstances. —

Tous les auteurs contemporains sont d'avis que si
la présentation du second fœtus n'est pas longitudinale

il faut la transformer — (Ribemont-Dessaignes —
précis d'obséttrique — page 639) (Demelin et Budin —
traité d'accouchements — page 297) — (Bar, Brindault,
Chambrelent — *pratique de l'Art des Accouchements.*)

Mais s'il y a une seconde poche des eaux deux conduites différentes peuvent être à ce moment tenues,
répondant à deux indications différentes.

Les uns craignant que le second fœtus ne souffre
par suite d'un décollement prématuré du placenta, n'at-
tendent guère et rompent les membranes pour faciliter
la descente du second fœtus et son expulsion.

Les autres, désirant surtout que l'utérus fatigué
reprenne de la tonicité, préfèrent attendre et ce n'est
guère qu'au bout d'une heure, ou deux heures qu'ils
interviennent en rompant les membranes. —

En aucun cas il ne faut attendre que le col revienne
sur lui-même et qu'on ne puisse ainsi terminer l'extraction. (Ribemont-Dessaignes — loc. cit.)

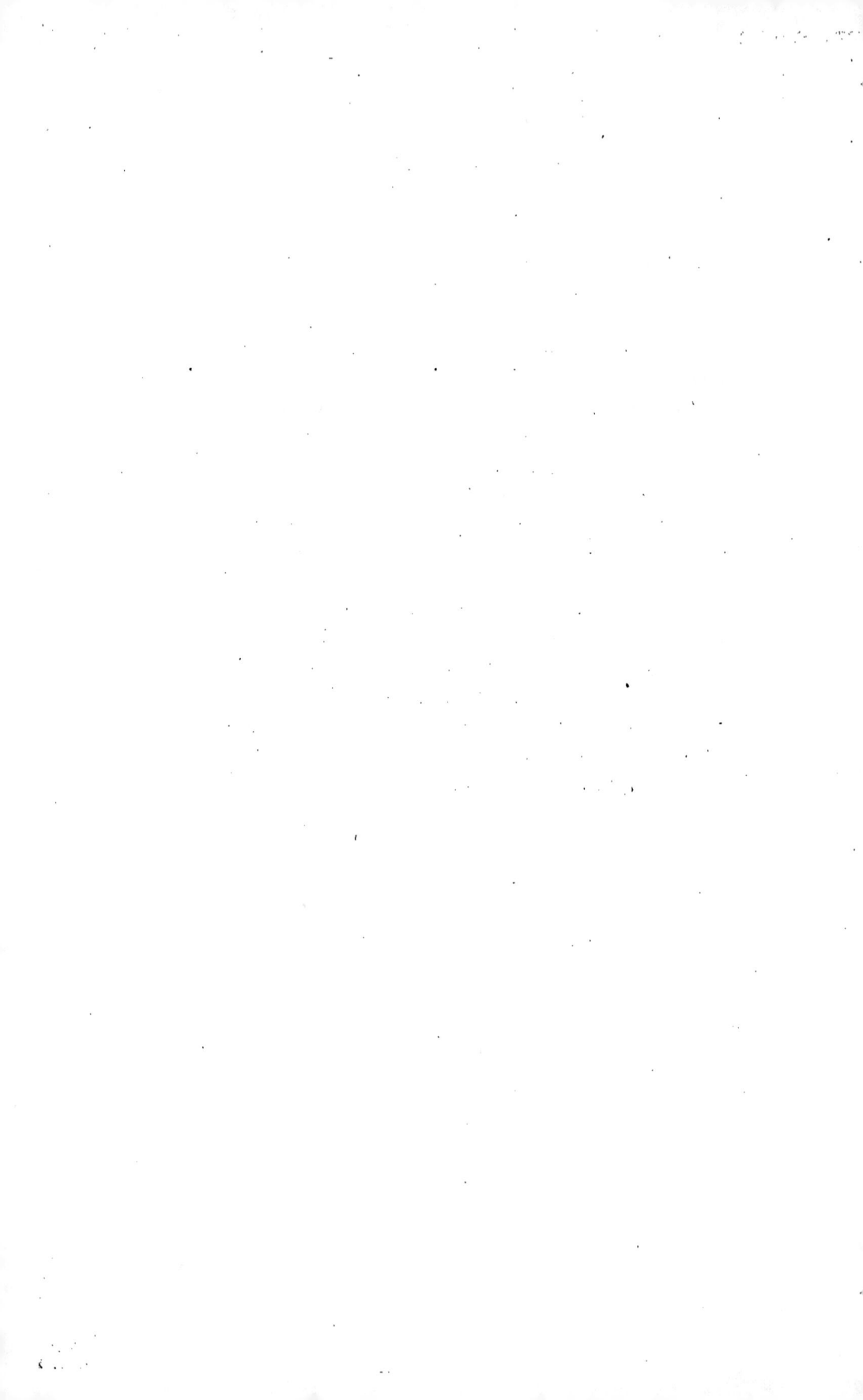

# PREMIÈRE PARTIE

---

## Préliminaires

Notre sujet est lié intimement à des considérations générales dont nous devons nous préoccuper tout d'abord car nous en retirerons des enseignements très utiles.

Nous établirons, d'après des données précises, l'époque la plus habituelle pendant laquelle se produit cet accouchement puis nous étudierons le milieu dans lequel va évoluer le second enfant et les influences qui agiront sur lui, enfin ses présentations habituelles.

*A.* — En premier lieu, à quel moment de la gestation l'accouchement gémellaire se produit-il, le plus ordinairement ?

Dans la majeure partie des cas, il n'arrive pas à terme. Peu nous importe que l'avortement soit consécutif à l'hydramnios comme le veulent Maygrier et Demelin, que l'accouchement prématuré soit dû à la distension énorme de l'utérus ; il est seulement utile pour nous de connaître le mois de la gestation gémellaire le plus riche en accouchements.

Si nous consultons les statistiques les plus récentes, nous trouvons en France :

|  | Clinique Tarnier (thèse Jullien 1897 | Clinique Baudelocque (th. Monteiro 1893) | Maternité (th. Sriber 1906) |
|---|---|---|---|
| 9 mois | 110 | 42 | 165 |
| 8 mois 1/2 | 144 | 24 | 70 |
| 8 mois | 105 | 35 | 93 |
| 7 mois 1/2 | 12 | 14 | 27 |
| 6 mois 1/2 | 12 | 9 | 8 |
| 6 mois | 13 | 7 | 10 |
| Avortements | 10 | 9 | 17 |

A l'étranger, l'auteur allemand P. Seegert a compulsé à la clinique du professeur Olshausen à Berlin les cas de grossesse gémellaire du premier Janvier 1890 au trente-et-un Janvier 1902. Dans cet espace de 13 années, sur 15.977 accouchements, il y eut 233 accouchements gémellaires et sur ces 233 grossesses, 200 sont allées au-delà de huit mois, 32 sont restées en deçà.

L'auteur italien Viana (*Annali di Obstetricia*, 1904), a trouvé cette proportion : contre 22 accouchements à terme, il y a 78 accouchements prématurés ou avortements.

Nos recherches personnelles qui ont porté sur 116 accouchements nous ont donné une moyenne de 30 °/₀ environ d'accouchements à terme, la plus grande partie incombe aux multipares.

Nous pouvons donc conclure que dans 70 °/₀ des cas, l'accouchement gémellaire se produit prématurément.

B. — Considérons maintenant les conditions dans lesquelles se trouve le second fœtus après l'expulsion du premier.

Celui-ci entraîne toujours à sa suite une plus ou moins grande quantité de liquide amniotique ; si la poche est unique, ou même s'il y en a deux, le second se trouve alors brusquement dans une cavité bien trop grande pour sa corpulence, son adaptation exacte avec les dimensions du contenant n'est pas immédiate (il faut laisser de côté les cas rarissimes aujourd'hui d'administration intempestive de l'ergot de seigle qui provoque la rétraction utérine). Le fœtus souvent donc bascule dans l'utérus et l'on voit arriver assez fréquemment ce fait que la position du fœtus pendant l'accouchement n'est plus la même que celle qui a pu être diagnostiquée au moment du travail.

Par suite, les résultats des statistiques fournies sur les présentations sont quelque peu entachés d'erreur mais nous retiendrons ce fait, à savoir la grande latitude dont jouissent, pendant un certain temps, à l'intérieur de l'utérus, les mouvements du second enfant après la sortie du premier ; n'oublions pas en outre que les voies de sortie sont toutes préparées et largement dilatées ; bien plus comme dans 70 °/₀ des cas, l'accouchement gémellaire se produit avant terme, le second fœtus, tout comme le premier du reste, n'a pas acquis ses dimensions maximas et franchit très aisément les détroits du bassin.

C. — Mais quelles sont en somme les présentations les plus fréquentes dans l'accouchement du deuxième jumeau ?

Nous laissons complètement et volontairement de côté le mode de présentation du premier enfant.

| | Sommet | Siège | Epaule | Face |
|---|---|---|---|---|
| CAZEAUX (285 accouchements) | 68 % | 30 % | 2 fois | |
| DEPAUL (138 accouchements) | 59 % | 31 % | 6,5 % | 2 fois |
| KLEINWACHTER | 66 % | 32 % | 10,33 % | |
| DEPAUL et TARNIER (316 accouchements) | 57 % | 35,1 % | 6 % | 5 fois |
| MONTEIRO (159 accouchements) | 50 % | 40,8 % | 7,5 % | |
| PINARD (185 accouchements) | 52,4 % | 40 % | 7,6 % | 1 fois |
| JULLIEN (441 accouchements) | 51,2 % | 41,4 % | 5,44 % | 8 fois |
| LARRE (28 accouchements) | 46,4 % | 46,4 % ? | 7,1 % | |
| SRIBER (32 accouchements) | 56,2 % | 30,3 % | 9,3 | |
| BAYARD (359 accouchements) | 57,9 % | 35,3 % | | |
| Clinique Charité Lyon (116 accouchements) Statistique personnelle | 47 % | 39 % | 14 % | |

Le chiffre élevé des présentations transversales est précisément dû à la fréquence de leurs accidents qui ont nécessité le transport immédiat des parturientes en danger de mort, dans nos services de maternité.

Nous voyons donc d'après ce tableau que l'ordre de fréquence dans les présentations du second enfant est le sommet à peu près 50 %, puis le siège 40 %, ensuite l'épaule 10 %, rarement la face.

# DEUXIÈME PARTIE

---

*Intervalle entre les deux accouchements. — Présentations. Délivrance.*

Avant d'aborder l'étude des moyens de choix que nous emploierons suivant que telle ou telle présentation s'offrira au détroit supérieur, nous devons d'abord résoudre une question de tout temps très controversée dont la solution est grosse de conséquences, car il ne s'agit de rien moins que de la vie du second enfant.

---

## CHAPITRE PREMIER

---

Que doit-on faire pendant l'intervalle qui sépare le deuxième accouchement du premier et combien de temps faut-il attendre ?

« Dès que le premier fœtus est né, dit Bar, il faut

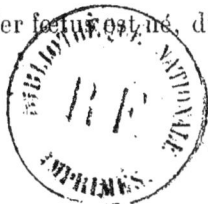

s'assurer en portant le doigt et au besoin la main entière dans le vagin, de la présentation du second fœtus en même temps qu'on cherchera si le cordon lui appartenant ne fait pas procidence.

Tout étant normal, et le second fœtus se présentant par l'extrémité céphalique ou le siège, on procède à la section du cordon de l'enfant qui vient de naître. Il est bon ici de poser sur le cordon deux ligatures dans lesquelles on pratiquera la section afin d'éviter l'hémorragie dangereuse pour le deuxième fœtus qui pourrait se produire au cas d'anastomoses vasculaires. Il n'y a plus alors qu'à attendre le réveil des contractions utérines auxquelles, dans les cas normaux, on laisse le soin d'expulser le second fœtus. »

Mais ici se présente un cas spécial qui mérite de nous arrêter un instant.

« On pourrait laisser le col se refermer, dit encore Bar, et se prolonger le séjour du second fœtus dans l'utérus, lorsque l'accouchement se produit avant le terme de la viabilité et que le placenta du premier jumeau, complètement indépendant de celui du second, a été expulsé. »

Ce cas est rarissime ; Sriber cite bien neuf observations où l'on signalait l'expulsion du premier placenta avant la naissance du second enfant, mais celle-ci ne s'est jamais fait attendre longtemps. Monteiro aurait relevé ce fait deux fois au cours de 164 accouchements, il ajoute que c'est dans ces cas exceptionnels qu'on peut voir la grossesse continuer à évoluer pour un seul fœtus.

Il ne nous a pas été permis durant nos recherches de

voir réalisées une seule fois les espérances de Monteiro.

Dans la majorité des cas, le premier fœtus est expulsé sans que son placenta le soit également. Il faudrait bien se garder alors d'intervenir pour provoquer la délivrance, car le plus souvent le placenta étant unique ou bilobé, de cette intervention intempestive, résulterait une hémorragie par décollement prématuré du deuxième placenta qui mettrait en danger la vie du second enfant (voir observ. vii).

La double ligature du premier cordon a donc été faite soigneusement dès que ses battements se sont arrêtés, un lavage antiseptique a débarassé le vagin de tout corps septique ; la toilette externe vulvaire a été de nouveau pratiquée soigneusement ; la mère et le second fœtus se portent bien ; devons-nous attendre et combien de temps, ou bien interviendrons-nous ?

D'après Sriber, l'intervalle entre les deux accouchements, de trente-neuf minutes en moyenne, en réalité le plus souvent ne dépasse pas trente minutes ; dans une quinzaine de cas même, sur 340 accouchements il fut presque nul, les observateurs n'ayant pas noté une heure différente pour chacun des deux accouchements. En outre sur ces 340 observations, 296 fois, c'est-à-dire dans les 4/5 des cas, l'intervalle n'excéda pas quarante minutes.

Jullien (th. Paris 97) a trouvé, à la clinique Tarnier, depuis le 1er janvier 1835 jusqu'au 1er janvier 1897, 461 accouchements gémellaires ; 438 fois l'intervalle se chiffra par trente minutes. Un intervalle plus court, dit-il, est bien moins fréquent et se rencontre chez les multipares.

Toutefois, les cas de longs intervalles entre les deux accouchements sont encore fréquents actuellement.

Parmi eux signalons le cas de Briot, dans le *Lyon-Médical* de décembre 1897 ; le deuxième fœtus fut expulsé onze jours après le premier.

M⁽ˡˡᵉ⁾ Martin (Obstetrique 1896) relate un accouchement gemellaire dans lequel le deuxième enfant fut expulsé 60 heures et quinze minutes après.

Aubel (Arch. chirurg. Bruxelles 1902) rapporte une observation dans laquelle le jumeau fut expulsé six jours après le premier.

Sriber dans son mémoire inaugural, signale 9 cas où le fœtus fut expulsé 3 heures après ; dans 2 cas seulement nous trouvons un accouchement naturel d'un enfant vivant. Au cours des 7 autres, nous pouvons noter deux versions par manœuvres externes, une application de forceps, un cas d'éclampsie ; 3 fois le col de l'utérus se referme devant un second fœtus mort, dans 1 cas enfin le premier fœtus mort et momifié avait été expulsé à travers un orifice incomplètement dilaté.

De pareils exemples fourmillent dans la bibliographie allemande.

Cramer (Monatisch. f. Geburtshul, 1905) publie une observation dans laquelle l'intervalle se chiffra par 3 jours et demie.

Enfin J. Füth (Centr. f. Gynäk, 1902) cite cinq observations qui lui ont été communiquées par des confrères :

Dans les 5 cas l'accouchement du jumeau se fit après un long intervalle (30 à 36 heures en moyenne) et chaque fois on dut provoquer l'accouchement. Ce dernier se fit toujours dans de mauvaises conditions (col revenu sur lui-même, vagin de nouveau étroit, putréfaction du premier placenta, état général de la mère mauvais, fièvre, hémorragie). Sur les 5 femmes, 3 sont mortes, dont 2 d'infection puerpérale. Cette infection se produit donc sûrement dans l'intervalle prolongé entre les deux accouchements.

A quoi donc tiennent ces atermoiements néfastes ?

Aux craintes qui hantent l'accoucheur, imbu d'idées arriérées, devant un utérus non contracté. Les accoucheurs du 16ᵉ et 17ᵉ siècle, Lamotte, Stein, Deleurye, Saxtorph, furent trop interventionnistes ; aussi Gallien au commencement du 19ᵉ siècle, avait-il réagi contre cette tendance et prêché l'expectation en frappant les esprits par le terrible danger de l'inertie et de l'hémorragie. Nœgelé disait : « Même au bont de quelques heures, on ne doit rien faire pour accéler l'accouchement ».

Or, actuellement, l'observation journalière des faits cliniques nous démontre la rareté de l'inertie dans l'intervention et la fréquence des accidénts dans l'attente ; parfois ce sont de petits suintements sanguins qu'on dédaigne et qui, à la longue, anémient et affaiblissent considérablement la malade ; de même les rétractions du vagin et du col de l'utérus sont fatales après un certain temps ; en outre, si l'on attend la manifestation d'un trouble quelconque soit du côté de la mère, soit du côté de l'utérus ou de l'œuf lui-même, on se trouve déjà par ce fait même en mauvaise situation pour opérer, il faut agir vite et l'on n'a plus le choix des moyens.

Nous décidons donc d'intervenir, mais alors à quel moment interviendrons-nous?

Pour Bar, Brindeaud et Chambrelent, en l'absence de tout accident, l'attente est indiquée, mais elle a des limites; lorsque le col tend à revenir sur lui-même et à se refermer, on doit rompre la poche des eaux et extraire le second fœtus.

Maygrier, dans une de ses cliniques, en 1898, est plus précis : « L'avis à peu près unanime des accoucheurs, dit-il, est de ne pas attendre que le col se referme et d'éviter à la femme l'ennui et la fatigue d'un nouveau travail. Aussi lorsque le second accouchement ne se fait pas dans un court délai, qui ne doit guère dépasser une heure, est-il indiqué d'en favoriser la terminaison en rompant les membranes de l'œuf resté dans l'utérus. »

J. Füth (loc. cit.) conclut à peu près de même façon : « Il est indiqué pour l'accoucheur de ne pas attendre outre mesure pour solliciter l'expulsion du deuxième fœtus; il ne faut pas attendre que l'état de la mère ou de l'enfant nécessite l'intervention. Le mieux est de provoquer les contractions utérines au bout de une ou deux heures (Zweifel). De la sorte on évitera le retrait du col et les dangers de l'infection par altération du premier placenta. »

Pinard et Varnier *(Revue pratique d'obstétrique et de Pediatrie)* sont encore plus interventionnistes; ils recommandent, après s'être assurés qu'il n'y a pas procidence du cordon, de faire avant le début du travail une rupture des membranes qui aurait pour effet de précipiter l'engagement.

En résumé pratiquer un toucher aseptique, réduire immédiatement la procidence s'il y en a une et s'assurer de l'espèce de présentation. — La conduite à tenir pendant la sortie du second œuf sera indiquée par sa présentation.

# CHAPITRE II

---

I. **Présentation du sommet.**

Nous nous trouvons en présence d'un sommet, c'est le cas le plus fréquent, 50 fois pour 100 environ.

1° La poche des eaux est intacte.

L'utérus est en état de contraction, ou bien après une brève période d'inertie, il se contracte de nouveau ; la poche des eaux bombe, elle se rompt spontanément et le petit fœtus s'expulse spontanément à travers les voies maternelles dilatées. Il faut surveiller le dégagement parfois trop rapide et soutenir le périnée.

2° Au bout d'une demi-heure, la poche des eaux bien formée mais résistante ne s'est pas rompue d'elle-même ; on provoque alors artificiellement sa rupture pour précipiter l'engagement et l'expulsion.

La manière d'agir est un peu plus délicate, lorsque nous avons affaire à un dégagement en occipito-postérieure, celui-ci est relativement fréquent ; 3,34 °/₀ pour le second enfant, d'après la thèse de Bayard. Toutefois d'après ce même auteur, le pronostic est plutôt favorable ; la plupart du temps l'accouchement se fait spontanément et dans les trois cas où l'on dut employer le forceps, 2 fois le résultat fut excellent et dans le troisième l'enfant mourut après un travail de quarante heures et demie et une période d'expulsion de près de 20 heures.

Quand on est obligé d'intervenir à l'aide du forceps, il est préférable de dégager l'occiput en arrière, ainsi que le recommande le professeur Pinard plutôt que d'essayer la rotation qui peut être dangereuse.

A notre avis, les dangers de cette rotation seront grandement amoindris si après avoir adapté des lacs aux branches du forceps, comme le premier l'a préconisé Laroyenne, nous pratiquons la manœuvre de Fochier qui consiste à faire des tractions bilatérales divergentes, après avoir entre-croisé les lacs.

## II. Présentation du siège.

Au lieu d'un sommet, nous avons affaire à un siège, à quoi nous résoudre ?

« Tout siège constaté dit Monteiro dans sa thèse, s'il est mobile ( et M. Pinard nous enseigne que la première chose à faire pour exécuter la version est de mobiliser le siège) et s'il y a assez de liquide pour faire évoluer le fœtus, nous estimons qu'il faut pratiquer la version par manœuvres externes pour ramener la tête en bas avant de rompre les membranes. Si la version a échoué, on laissera l'accouchement se faire par le siège, s'il n'est pas décomplété mode des fesses, auquel cas il faut toujours aller à la recherche des pieds. »

M. Varnier cite des faits cliniques à l'appui de cette opinion : Sur les 65 cas où le deuxième jumeau présentait le siège, la version par manœuvres externes a été pratiquée 8 fois et les 8 enfants sont nés vivants ; tandis que sur les 57 autres accouchements terminés en présentation pelvienne nous relevons 3 enfants morts pendant le travail et 13 morts quelques heures ou quelques jours après.

En somme il y a deux hypothèses à considérer :

1° la poche des eaux n'est pas rompue.

Essayer, comme le préconise Monteiro avec Pinard, de transformer le siège en sommet par la version céphalique, est certainement une opération délicate, surtout par manœuvres externes seules, alors que l'utérus est contracté et douloureux ; elle est possible puisque parfois elle se fait d'elle-même ; les cas d'évolution spontanée le prouvent ; nous citerons celui de Drappier (Communication à la société anatomoclinique de Lille 1869), cet autre de Lugeol, (Journal de médecine et de Chirurgie de Bordeaux, 1er mars 1891) et enfin celui de Charpentier relaté dans le compte-rendu de la société d'obstétrique et de gynécologie du 6 mai 1898.

Mais le maintien de cette mutation artificielle n'est permanent que si l'on rompt immédiatement la poche des eaux et nous perdrons alors tout le bénéfice de sa conservation. — Nous estimons en outre bien faibles, les avantages de cette mutation, car cette manœuvre entrainera souvent à sa suite une procidence du cordon ou des membres, procidence qui, si elle est irréductible, nécessitera de la part de l'accoucheur, l'opération de la version podalique pour mener à bien et rapidement notre accouchement.

Enfin la présentation du siège, d'après nos statistiques, à peu près aussi fréquente que celle du sommet, non seulement n'offre pas un pronostic plus défavorable, soit au point de vue maternel, soit au point de vue fœtal mais encore présente de réels avantages si l'on est obligé d'avoir recours à la version podalique, ressource suprême et parfaite dans les cas de complications intercurrentes.

On pourrait nous objecter que la facilité, indéniable de l'accouchement du sommet mérite bien de notre part quelques efforts pour le réaliser ; par contre, tout accouchement du siège ne nécessite-t-il pas pour s'achever une véritable extraction manuelle sans compter les accidents fréquents (relèvement des bras, procidence du cordon, etc.) ?

A cette argumentation nous répondons simplement que l'examen de près de cinquante observations nous a convaincu de l'innocuité relative de ce mode d'accouchement ; et nous répéterons une fois de plus, que nous nous trouvons toujours placés, vis-à-vis du cas qui nous occupe, dans des conditions excellentes, soit au point de vue des parties molles dilatées ou dilatables, soit au point de vue des dimensions généralement réduites du fœtus, pour n'avoir à redouter que fort peu ces petits accidents qui assombrissent légèrement le pronostic du siège dans l'accouchement simple.

C'est nous-même qui aidons à la sortie lente et sûre de l'enfant, hors des parties maternelles ; c'est nous qui en réglons l'expulsion. Si nous ne négligeons pas de faire notre anse au cordon après le dégagement des hanches, si nous veillons à ce que les bras ne se relèvent pas sur les cotés de la tête dernière, (nous les abaisserions assez facilement du reste, en les tirant par en bas, au moyen des doigts de notre main appliqués le long de l'humérus comme attelles, s'il leur prenait fantaisie de dominer l'extrémité céphalique) ; avec ces précautions, il ne nous restera plus, pour bien terminer, qu'à pratiquer convenablement la manœuvre de Mauriceau sans même avoir recours à celle de Champetier.

Il peut arriver parfois que nous ayons affaire à un siège décomplété mode des fesses ; dès que nous nous en apercevons, nous faisons l'abaissement prophylactique du pied.

2° Si la poche des eaux s'est rompue spontanément, nous agirons alors sans tarder et en tenant compte des quelques recommandations précitées, nous conduirons l'extraction manuelle, progressivement, sans nous presser trop, lorsqu'aucun accident nous menace.

### III. Présentation de l'épaule.

Transformerons-nous aussi systématiquement la présentation de l'épaule en présentation du siège ?

Non évidemment, surtout si la poche des eaux n'est pas rompue. Nous n'admettons pas, même dans l'accouchement gémellaire, comme la meilleure, la présentation du siège.

Puisque nous intervenons, car la première règle devant une épaule, c'est de transformer, nous essaye-

rons, de prime abord, d'adapter notre extrémité céphalique au détroit supérieur ; la version par manœuvres
externes réussit souvent ; Sriber enregistre 5 tentatives
couronnées de succés, dans une statistique de 45 cas
Brosin (Centralb. für gyn. 6 sept. 1890) table sur 37
accouchements gémellaires ; 12 fois la deuxième s'est
présenté par l'épaule ; 2 fois évolution spontanée,
l'accouchement ayant eu lieu prématurément, dix présentations à terme ; six fois version par manœuvres
externes qui échoua une fois où réussit la manœuvre
combinée, six enfants naquirent vivants. Trois accouchements furent terminés par la version interne, la
poche des eaux étant rompue et l'épaule descendue
dans l'excavation.

L'évolution spontanée n'est même pas rare, principalement dans le cas où le fœtus n'a pas dépassé sept
mois ; malheureusement, sur 9 cas rapportés par
Sriber dans sa thèse, 7 fois l'enfant mourut, 5 fois les
suites de couches furent pathologiques.

La version par manœuvres mixtes de Braxton Hiks
ne semble pas non plus avoir toujours donné, d'après
le même auteur, les résultats qu'on en peut attendre ;
sur 33 cas, on eut 12 fois un enfant mort, 4 fois des
suites de couches pathologiques.

Nous touchons, il est vrai, à ces cas désespérés,
trop fréquents, hélas ! où le diagnostic de la présentation est fait trop tardivement et où on attend avec une
présentation de l'épaule.

La poche des eaux est rompue, le fœtus vivant ; sur
le champ, on doit essayer par tous les moyens d'opérer
la version podalique ; c'est la manœuvre de choix pour
ce genre de présentation vicieuse.

Notre statistique a réuni 14 observations de présentation de l'épaule ; 10 fois on pratique la version podalique ; 1 seule fois l'enfant vécut seulement 3 h. ; 2 fois il était mort avant l'intervention ; dans 3 autres cas, une seule fois on recourut à la version céphalique, 2 fois celle-ci se fit d'elle-même. Si l'épaule est encastrée, l'enfant mort, l'embryotomie devient nécessaire ; ce fut ce qui arriva dans la quatorzième de nos observations.

Devant ces résultats, on doit considérer que lorsque l'examen pratiqué après l'expulsion du premier enfant montre une présentation transversale, la version podalique par manœuvres internes s'impose.

### IV Présentation de la face.

C'est aussi la version podalique qui nous délivrera le plus souvent d'une présentation de la face ; c'est, en tous cas, la meilleure façon d'agir ; car les procédés externes de transformation quels qu'ils soient, de Pinard, de Varnier, etc., sont tout à fait inconstants et peu sûrs. Du reste, dans l'accouchement normal, il nous arrive parfois de voir une mento-antérieure se dégager d'elle-même ; à plus forte raison, cette heureuse issue pourra se produire, dans l'accouchement qui nous occupe, alors que le fœtus est petit et les parties molles bien dilatées ; dans ces conditions, nous estimons même que si cet enfant avait le menton tourné du côté du sacrum il serait très facile de faire usage du procédé de Volland qui consiste à saisir la face fœtale à pleine main et ramener le menton en avant.

# CHAPITRE III

---

## Délivrance

Le second fœtus est donc expulsé ; la tâche de l'accoucheur n'est pas encore terminée ; son devoir lui commande d'attendre la délivrance.

« On se conduira comme dans l'accouchement simple, dit Bar (loc. cit.), c'est-à-dire qu'on attendra pour intervenir que l'arrière-faix soit passé tout entier dans le vagin. »

Si pendant cette attente, il se produisait une hémorragie, on se comporterait comme pour toute hémorragie de la délivrance.

Lorsque la masse placentaire est descendue dans le vagin, on procède à son extraction en combinant les pressions sur le fond de l'utérus avec les tractions sur le cordon. Ces dernières ne seront pratiquées que sur un seul cordon, afin de ne pas attirer par deux points différents les deux placentas ou le placenta unique. On saisira d'abord le cordon correspondant au placenta ou à la portion de placenta le plus engagé ; ensuite l'autre, si c'est nécessaire. Pour faire cette extraction, Burns conseillait de réunir les deux cordons, de les tordre ensemble et de tirer très lentement. Capuron, un autre ancien accoucheur, recommandait au contraire de tirer chaque cordon successivement pour engager par un bord la masse placentaire qui offre ainsi un volume considérable. Depaul, dans ses leçons cliniques (p.282), conseillait de prendre alternativement l'un et l'autre cordon pour connaître auquel des deux il est préférable de s'adresser. Hubert de Louvain (cours d'accouchement 1878) n'autorise la traction que lorsqu'un des gâteaux placentaires se trouve dans le vagin ; et dans ce cas il conseille de la pratiquer sur le cordon correspondant au placenta engagé ou bien encore sur les deux cordons roulés ensemble. Avec Dubois, Tarnier (t. i. p. 723) conseille de tirer sur le cordon du deuxième enfant car c'est habituellement son placenta qui descend le premier dans le vagin. Mais il repousse les tractions sur les deux cordons enroulés parce que l'on attirerait simultanément vers l'orifice utérin les deux placentas qui se gêneraient réciproquement pour le franchir.

Monteiro avec Pinard conseille de ne provoquer que l'engagement d'un seul placenta à la fois en tirant sur le cordon du placenta qui s'engage ou tend à s'engager.

Après, comme pendant la délivrance, on se tiendra en garde contre l'hémorragie.

Dans la majorité des cas, l'expulsion se fait en un seul temps ; elle demande, pour s'effectuer, trente minutes, dans la moitié des cas, que nous avons consultés à ce sujet, la délivrance s'est produite 40 fois en moins de 40 minutes, 8 fois elle dépassa ce laps de temps ; la plus tardive se produisit 80 minutes après l'accouchement ; douze fois elle fut artificielle.

Dans les 116 observations consultées par Monteiro 81 fois la délivrance eut lieu dans les 30 minutes qui suivirent l'accouchement ; 9 fois entre 30 et 40 minutes ; deux exigèrent une heure 20 ; une seule se fit attendre pendant 2 heures 20 minutes.

Sur 60 observations que nous avons compulsées à ce sujet, la délivrance s'est produite 40 fois en moins de 40 minutes, 8 fois elle dépassa ce laps de temps ; la plus tardive se produisit 80 minutes après l'accouchement ; 12 fois elle fut artificielle.

Nous recommandons donc d'agir en l'occurrence comme dans la délivrance normale ; il ne faut pas se presser mais laisser se faire seule, comme le préconise Coulon dans sa thèse de Lyon 1904, *la délivrance retardée*, pour prévenir toute hémorragie. L'utérus a été très distendu, ses fibres tiraillées ont perdu de leur élasticité ; ce qui explique la durée un peu plus grande du repos physiologique, attendons que l'organe soit bien revenu sur lui-même. De légères tractions faites d'une façon intermittente sur l'un ou l'autre cordon, n'auront qu'un seul but, celui de nous renseigner sur l'état de décollement du délivre.

Lorsque ce décollement nous paraît achevé, que l'utérus est remonté au-dessus de l'ombilic, que ses dimensions transversales sont nettement diminuées de 3 à 4 centimètres, si les tensions pratiquées alternativement sur l'un ou l'autre cordon et si le refoulement du placenta par l'utérus pris à pleines mains, n'amènent aucune progression, il faut cependant attendre étant donné qu'il n'y a point d'hémorragie et ce n'est quelquefois qu'après une heure ou deux que la délivrance tardive se fait spontanément.

Dès que le tout est expulsé, par une toilette soignée des organes génitaux externes on débarrassera la malade de toute souillure en même temps qu'on lui administrera une injection intra-utérine chaude.

# TROISIÈME PARTIE

---

## Complications et Accidents

Avant de nous occuper des accidents qui surviennent plus particulièrement dans l'accouchement du deuxième enfant, nous dirons quelques mots sur les diverses complications qui n'intéressent qu'accessoirement ce second enfant, et que l'on peut rencontrer dans la pratique courante, à l'occasion d'un accouchement simple.

Une première complication, c'est l'arrêt du travail du à la faiblesse des contractions, aggravé bien sou- par l'inertie concomittante.

« Lorsque cette inertie se prolonge outre mesure,
« dit Maygrier dans une clinique, la longue durée
« du travail n'est pas sans danger, surtout si les mem-
« branes sont rompues. Si la dilatation n'est pas com-
« plète, on s'efforcera de réveiller les contractions
« utérines et d'accélérer l'accouchement ; les injec-
« tions chaudes, l'écarteur de Tarnier, la dilatation
« manuelle du col seront employés dans ce but. Une

« fois la dilatation complète, il ne restera qu'à ter-
« miner l'accouchement artificiellement. C'est pour
« une complication de cet ordre que M. Dubrisay a
« du faire chez une de nos femmes, une double appli-
« cation de forceps. »

Le forceps est donc indiqué dans ces conditions,
toutefois la version podalique est bien souvent suffisante et rend les meilleurs services ; nous n'avons
relevé qu'un seul cas d'emploi du forceps pour venir en
aide à un utérus faible et inerte, dans la compulsion
de nos observations.

Uue expulsion retardée, sinon impossible, a parfois
exigé pour sauvegarder la vie de la mère une opération sanglante.

Le professeur Pollosson, pratiquait en l'année 1901,
au mois d'avril, une césarienne conservatrice, pour
extraire deux enfants mort-nés ; de même une embryotomie fut faite en novembre 1902, à l'occasion
d'une présentation de l'épaule négligée sur un enfant
mort. Sriber, dans une étude sur les gémellaires
signale un cas de basiotripsie sur les deux enfants,
dans un bassin rétréci.

Une complication extraordinaire que nous ne citerons que pour mémoire, c'est la *rupture utérine*, due
autrefois à l'emploi intempestif d'ergot de seigle pendant l'accouchement ; Monteiro en signale un cas dans
sa thèse.

L'accès *éclamptique*, lui aussi, est une complication rare, à l'heure actuelle. Santelli, dans une thèse
soutenue à Montpellier en 1898 et intitulée « grossesse
double et éclampsie » parle de la grande fréquence des

accès éclamptiques dans la grossesse gémellaire ; soit une moyenne de 1 cas sur 15 grossesses. Durant ces 10 dernières années, à la clinique obstétricale, nous n'avons pas pu relever un seul cas de ce genre.

Enfin l'*hydramnios* doit être rangée parmi les complications fréquentes qui assombrissent le pronostic des gémellaires. Nombre de travaux ont été entrepris sur la question. Le compte-rendu de la société d'obstétrique de Paris (18 mai 1899), les articles parus, dans la *Gazette hebdomadaire de Médecine et de Chirurgie* (3 janvier 1901), dans la *Semaine Gynécologique* (6 août 1901), dans le *Journal des Praticiens*, le 26 octobre de la même année, enfin la thèse de Clavaud-Ribourgeon (Paris 1896) ne représentent qu'une minime partie des mémoires récents publiés sur la question.

Au point de vue du second enfant, Jullien, dans sa statistique, a trouvé 22 cas d'hydramnios : soit 11 fois pour les deux œufs, plus onze fois pour la deuxième poche seule, chez 28 femmes affectées d'hydropisie amniotique. Ses recherches avaient porté sur 461 accouchements gémellaires.

Le professeur Goinard d'Alger, signale dans *l'Obstétrique* de 1900 un accouchement gémellaire à 8 mois, avec hydropisie de l'œuf du deuxième enfant ; celui-ci succombe au bout de trois semaines malgré le gavage.

Nous avons relevé, de notre côté, 5 cas d'hydramnios caractérisée dans une centaine d'observations ; 2 fois, les poches amniotiques renfermaient des macérés ; 3 fois l'hydropisie provoqua un accouchement prématuré vers le sixième mois ; les enfants ne survécurent pas.

En somme, l'hydramnios, en général, occasionne un accouchement prématuré avec mort des fœtus. Quelquefois les accidents sont plus précoces ; il se produit un avortement gémellaire ; M. Pollosson en signale un cas, à 2 mois, dans l'*Obstétrique* de 1898. Enfin le premier fœtus seul peut mourir et à terme on se trouve en présence du deuxième enfant vivant et d'un fœtus momifié. Tel est le cas rapporté par Lamouroux à la réunion de la Société d'Obstétrique de Paris en mai 1899 : fœtus papyracé expulsé en même temps qu'un deuxième fœtus vivant à terme.

En outre de ces complications plus ou moins inaccoutumées, il existe des accidents redoutables et habituels pendant l'accouchement du second jumeau.

Nous nous occuperons principalement des procidences du cordon, des membres ou des hémorragies.

I. **Procidence du cordon**. — Les causes de cet accident sont nombreuses : le second fœtus est libre dans la cavité utérine distendue et a une tendance marquée à se placer en travers ou tout au moins dans une position irrégulière ; en outre la quantité de liquide amniotique est souvent considérable et sa sortie brusque au moment de la rupture des membranes projette au dehors le cordon ; quelquefois celui-ci est trop long ou bien vient aboutir au placenta inséré trop bas au voisinage du col utérin ; enfin les présentations irrégulières sont fréquentes en même temps que la difficulté de l'engagement.

Pour notre compte personnel, nous avons trouvé 9 fois la procidence du cordon sur 116 accouchements ;

c'est un chiffre minimum ; 7 fois elle coïncida avec un sommet, 2 fois avec une épaule.

Il y a plusieurs cas à considérer :

1° La poche des eaux est unique, la procidence est inévitable.

Ce cas est extrêmement rare, sur 116 observations consultées par Varnier, une seule fois l'œuf était unique. Dans cette circonstance l'accouchement se fait très rapidement et les accidents sont évités.

2° Il y a une seconde poche des eaux, elle n'est pas rompue.

Le toucher nous révèle la présence du cordon au-devant de la présentation, il y a procubitus. Il faut alors s'efforcer de réduire la procidence sans rompre la poche.

3° La poche des eaux est rompue, le cordon procident.

Les battements des vaisseaux ombilicaux, au palper, sont nets et bien frappés, la tête est petite, le bassin large, le col dilaté, les contractions utérines énergiques, néanmoins, il faut intervenir immédiatement par la version ; dans quelques cas où la tête est très petite, la contraction utérine très énergique, l'expulsion se produit avant qu'on ait le temps d'intervenir.

Mais si le cordon est comprimé ; ses battements se ralentissent progressivement, l'enfant souffre et expulse du meconium ; il faut intervenir le plus rapidement possible ; ce sera la version dans la présentation du sommet à moins que la tête étant très engagée nécessite une application de forceps toujours difficile pour éviter le pincement du cordon, manuelle qui nous

permettra d'activer le dégagement par le siège ;
enfin la version podalique sera utilisée judicieusement
dans les présentations de la face ou de l'épaule.

Enfin, si par malheur le cordon n'était plus animé
de battements, le fœtus serait mort, il faudrait abandonner l'accouchement à lui-même.

L'on peut aussi rencontrer quelquefois des circulaires du cordon, soit autour du cou, soit autour des
hanches ; on annihilera leurs effets funestes en les
faisant glisser sur les parties voisines du fœtus.

II. **Procidence des membres.**— Elle est souvent
accompagnée de la procidence précédente ; nous en
possédons trois cas sur un total de dix procidences
des membres ; la présentation du sommet (6 fois) et
celle de l'épaule (4 fois) ont contribué à elles deux à
remplir notre petite statistique.

Sur un tableau de 138 cas à la clinique Lariboisière
on trouve : le deuxième enfant se présentant par le
sommet avec une main ou un bras, huit fois. Le sommet avec un pied, deux fois. L'épaule et un pied,
deux fois. La face avec pieds et mains, une fois. Les
pieds avec main une fois.

Sur les 41 faits qu'il a réunis, Hirigoyen dans sa
thèse, signale 5 fois le prolapsus des membres avec un
sommet.

Les mêmes causes prédisposantes que précédem-
ment agissent : position irrégulière, changements de
cette position déterminés par la descente du premier
enfant, dilatation du col, etc., défaut d'accommodation,
etc. Plus commune que dans l'accouchement normal,

cette complication est certainement une des causes qui assombrissent le pronostic vital du second enfant.

Elle peut se produire dans deux conditions différentes, soit lorsque la poche est rompue, soit lorsqu'elle est intacte.

Dans la première éventualité, les conditions sont excellentes et la réduction se fera très facilement.

La seconde alternative réclame une intervention rapide qui sera la version si ce sont les bras qui sont procidents et l'extraction manuelle si ce sont les pieds. On prendra toujours la précaution de fixer des lacs sur les membres supérieurs procidents avant de les refouler dans la cavité utérine, de façon à éviter leur relèvement des deux côtés de la tête, au moment de l'extraction du tronc (Obs. xvi).

III. **Hémorragies**. — L'hémorragie est, elle aussi, un accident fréquent de la grossesse gémellaire. Maygrier et Demelin disent 1 fois sur 15 accouchements ; Varnier par contre ne l'aurait rencontrée que 4 fois dans 148 cas et elle aurait toujours cédé aux injections chaudes. La statistique de Seegert (Jeitsch. f. Geburtsh, 1903) porte sur 233 et s'élève au chiffre de 11,1 %.

La perte sanguine ne survient pas toujours au même moment. Elle peut se produire, soit de suite après la sortie du premier ou pendant l'expulsion du second, — soit immédiatement après le second et pendant la délivrance, — soit finalement après la venue de l'arrière-faix.

*A.* — Quand une hémorragie apparaît après le premier accouchement elle indique un décollement prématuré du placenta et pour peu qu'elle soit abondante il faut se hâter de terminer artificiellement l'accouchement (Obs. xvi. Obs. xv).

Parfois lorsque les fœtus sont superposés, c'est au moment de la rupture de la deuxième poche que le sang s'écoule. Ce fait s'explique par l'existence dans l'épaisseur même de la cloison d'un épanchement de sang provenant du décollement d'un placenta et qui a passé entre les membranes. Le professeur Budin (obst. et gyn., Paris 1886, p. 475) en a rapporté des exemples et j'ai moi-même eu l'occasion d'observer un cas semblable. (Maygrier, cliniques 189).

Doleris et Benoit, à la société d'obstétrique et de gynécologie de Paris, le 13 février 1896, ont signalé un cas d'hémorragie par déchirure d'un vaisseau des membranes ovulaires, cause de la mort du deuxième enfant.

Même dans le cas d'hémorragie peu abondante, pour sauver le deuxième enfant qui va mourir avant d'être venu au monde et pour préserver la mère elle-même, il faudra employer immédiatement le forceps ou la version ; le forceps dans les rares cas où la tête est profondément engagée et fixée ; la version dans tous les autres cas, est généralement préférée car elle a le grand avantage d'exciter l'utérus par le contact de la main, de réveiller ses contractions et de combattre l'inertie consécutive ou concomitante. — (Obs. XVII XVIII)

Pendant ce temps-la on pourra faire administrer à

la malade une injection sous-cutanée de sérum physiologique et un aide intelligent comprimera l'aorte.

*B.* — Après l'extraction du second jumeau, l'écoulement de sang peut persister ou bien débuter à ce
moment-là ; il est encore dû au décollement du placenta pendant la période de repos physiologique et
nécessite l'emploi des moyens d'attente tels que la
compression de l'aorte qui permet d'attendre la première contraction utérine, complète le décollement et
fait cesser l'inertie. (Obs. XIX)

*C.* — Mais l'hémorragie la plus fréquente se produit
immédiatement après la délivrance ; elle a pour cause
l'inertie. —

« Chacun sait, dit Robert Barnes, dans ses leçons
sur les opérations obstétricales qu'il y a plus de danger
d'hémorragie dans ce cas (grossesse gémellaire), car
non seulement l'utérus est affaibli par son extrême distension mais il présente une plus large surface saignante. D'après mes calculs, la surface d'un placenta
unique est de 150 c. m. carrés, la surface d'un placenta gémellaire est de 250 c. m. carré ou davantage.
Dans les accouchements doubles, il y a donc une plus
large surface saignante et une moins grande force pour
la resserrer. »

La statistique de Jullien, édifiée à la clinique Tarnier, fournit 8 cas d'hémorragie de la délivrance sur
461 accouchements.

A la Charité de Lyon ce genre d'hémorragie est très
rare par suite de l'application constante de la méthode

qui consiste à attendre pendant ou moins une heure 20 minutes l'expulsion spontanée du délivre. (Fabre, cliniques d'accouchement).

Toutefois, si cette complication survient, il faut alors recourir au traitement habituel. Introduction du poing dans l'utérus, malaxations abdominales, injection chaude iodée à 48°, etc. (obs. XX).

Lorsqu'on est assuré de l'état de vacuité complète de l'utérus on pourra faire une injection d'ergotine (1 gr.) ou d'ergotinine. Tauret (VI à VIII gouttes), mais l'inconvénient de cette injection est de provoquer la tétanisation de l'utérus et la retention des caillots.

Enfin on se préoccupera du traitement général, réparateur en n'oubliant pas les injections de sérum artificiel ; à la campagne, il suffira de mélanger deux cuillers à café de sel fin dans un litre d'eau bouillie et d'injecter le tout dans la région mammaire ou dans les flancs, pour avoir des résultats excellents. —

On ne devra abandonner la malade sous aucun prétexte, tant qu'il y aura un léger suintement et pas avant que le pouls soit redevenu normal. —

# OBSERVATIONS INÉDITES

---

## Premier groupe d'observations.

*Présentation de l'épaule négligée du second fœtus. — Observations sur 116 accouchements dont trois ont été reproduites dans l'introduction.*

---

 OBSERVATION IV. — G. Antoinette. — XI *pare*
(9 Juin 1906)

Venue du dehors après l'expulsion du premier enfant. Au toucher procidence du bras droit, engagement de l'épaule droite. Le second enfant est mort. Tentatives de version. Extraction de l'autre bras. Les deux bras procidents sont maintenus par des lacs. Version podalique. Délivrance artificielle.

---

OBSERVATION V. — Ch. II *pare*
(21 Juin 1906)

Le premier a été expulsé à domicile dans la nuit du 17 au 20 juin. L'utérus est resté 36 heures au repos. La sage-femme après le premier accouchement a déchiré la seconde poche des eaux, puis vòyant l'arrêt des contractions, s'en est allée en recommandant aux parents de la prévenir dès qu'il y aurait du nouveau.

Les douleurs recommencent le 21 dans la soirée. A son retour. la sage-femme constate une présentation difficile, fait mander un médecin qui envoie immédiatement la parturiente à l'hôpital.

A l'entrée, présentation de l'épaule droite engagement dos en avant; l'épaule. et les bras surgissent à la vulve dilatée et cyanique ; on administre quelques inhalations de chloroforme à la reine pour calmer les douleurs.

Evolution spontanée alors qu'on se préparait à l'embryotormie.

Enfant mort-né. Délivrance artificielle 5 minutes après.

---

OBSERVATION VI. — A... I *pare*. Perte de sang normale.
(5 Août 1906)

Le début des douleurs a eu lieu le 4 août, à 2 heures du matin. La parturiente est entrée à la salle des douleurs, le 5 août, à 6 heures 30 du matin.

Cette femme qui habite les environs de Lyon, est amenée à la clinique, en voiture. Le premier jumeau, expulsé en présentation du siège est mort. Le médecin a essayé en vain d'extraire le placenta après la sortie du premier enfant. N'y pouvant parvenir et ayant cassé le cordon, il envoie la malade à Lyon. La sœur procède à l'examen, elle aperçoit d'abord une grande déchirure complète du périnée, puis trouve une poche des eaux, non rompue et un fœtus, en présentation du siège.

Rupture artificielle des membranes et extraction manuelle. Suture immédiate du périnée et du sphineter de l'anus.

Délivrance spontanée, 30 minutes après.

L'enfant était mort avant l'intervention.

---

OBSERVATION VII. — G. 25 ans, II *pare*. Perte de
sang, 550 gr. (21 Juin 1906).

La malade a été transportée à la clinique en voiture, le
21 juin à 7 h. 45 du soir ; depuis 40 heures déjà, elle
avait expulsé le premier enfant, qui s'était présenté par le
sommet. Aussitôt après le dégagement, la sage-femme
rompt la poche des eaux du deuxième ; aussitôt après les
douleurs cessent complètement.

La sage-femme la quitte lui recommandant de la faire
appeler, quand les douleurs réapparaîtront. 36 heures après
il y a un frisson. 36 heures après les douleurs réapparaissent. La sage-femme prévenue, constate une élévation de
la température et une mauvaise présentation. Elle envoie
chercher un docteur. Celui-ci pratique le toucher, trouve
un membre dans le vagin ; il envoie alors la malade à la
Charité. A son arrivée la parturiente est en proie à de
violentes douleurs expulsives. L'épaule et le bras sont hors
de la vulve. La tuméfaction du membre fait soupçonner un
enfant dont le volume ne permet pas l'évolution sans
danger. Les douleurs impulsives sont un peu calmées par
quelques inhalations de chloroforme mais la partie fœtale
engagée progresse. On se préparait déjà à l'embryotomie
lorsque le fœtus subit une évolution spontanée à 8 h. 40,
le siège paraît à la vulve et se dégage. On entend alors
un crépitement ; il est produit par la rupture d'une poche
sanguine contenant 200 grammes environ. On termine
par un Mauriceau ; on enlève ensuite le placenta décollé
et explore l'utérus.

Pas de lésions apparentes. On fait un lavage iodé.

Enfant flasque, couvert de nombreuses taches ecchy-
motiques.

Placenta unique à deux loges séparées par une cloison.

Le pouls de la malade de 136 est retombé à 128.

---

— D... Denise, 33 ans, IV *pare*
(2 Mars 1899)

Bras procédent, dos en avant, épaule gauche.

Entrée jeudi 2 mars, à 11 heures du matin, amenée par
le docteur X. et accompagnée par la sage-femme.

Le premier enfant est déjà au monde ; il est né à
8 heures du matin, en présentation du sommet. A ce
moment, on distingue la présence d'un second enfant dans
l'utérus, probablement c'est un sommet. La poche des
eaux n'étant pas rompue, la présentation élevée, expectation.

A 10 heures et demie, rupture de la poche des eaux,
procédence d'un bras. Essai infructueux de version. Le
docteur X..., appelé aussitôt essaie à son tour vainement,
juge nécessaire le transport immédiat à la Charité.

Au toucher, épaule gauche, dos en avant, procidence
du bras. Anesthésie. On tente la version ; le pied gauche
est saisi facilement mais le fœtus n'évolue pas. Enfin
réussite suivie d'une grande extraction. Le deuxième
enfant est mort ; il pèse 2 kil. 720.

36 minutes après l'accouchement, délivrance normale.

Perte de sang, près de 600 grammes.

---

## Deuxième groupe d'observations.

### 1° Présentation du sommet en O I D P.
### Expulsion spontanée

OBSERVATION IX. — P... Eugénie 36 ans, III *pare*
(19 Mars 1899)

Le premier enfant a été expulsé spontanément en O I G
A, le cordon a été sectionné entre deux ligatures.

Par le toucher vaginal, on trouve une poche des eaux
volumineuse et au-dessus on sent une tête en présentation de sommet, la suture sagittale dans le diamètre
oblique gauche et la grande fontanelle à gauche et
avant. La tête est dans une attitude intermédiaire entre
la flexion et la déflexion.

On rompt la poche des eaux. Après quelques contractions la tête apparaît à la vulve, elle se dégage en quelques secondes ; il n'y a pas de circulaires. Le passage des
épaules et du tronc s'opère sans résistance. L'enfant est
un garçon de 2050 grammes. Il respire immédiatement.

20 minutes après, l'utérus est remonté de 3 travers de
doigt au-dessus de l'ombilic, ses dimensions transversales
sont moindres, le placenta s'expulse naturellement.

On pratique une injection chaude intra-uterine à l'iode.
L'utérus se rétracte bien,

### 2° Présentation du siège, expulsion spontanée

OBSERVATION X. — L... 17 ans, I *pare*, siège complet.
(7 Février 1904)

Après l'accouchement du premier, le toucher immédiatement pratiqué indique la présence d'un pied, le gauche, dans l'excavation. Au bout de 20 minutes, pendant lesquelles l'utérus reste contracté, les douleurs réapparaissent toutes les deux minutes ; la partie fœtale descend, l'enfant va bien, battements 140, pas d'hémorragie, on ne se presse pas.

Au bout de 15 minutes, le périnée bombe de nouveau ; on aperçoit un pied qui se dégage spontanément sous l'influence des douleurs. Le siège progresse encore ; la hanche antérieure apparaît et bientôt tout le siège se dégage spontanément. On fait une anse au cordon. Le tronc se dégage un peu plus ; on relève alors le siège et on facilite le dégagement du bras postérieur, le bras antérieur est ensuite abaissé sans difficultés ; en relevant le tronc sur le ventre de la mère, on entrevoit la bouche ; sans avoir besoin de recourir à la manœuvre de Mauriceau, spontanément la tête se dégage. Par des frictions on rétablit la respiration de l'enfant qui se met à crier. Pas d'hémorragie, l'utérus est de bonne consistance et remonte à deux travers de doigt au-dessus de l'ombilic.

Vers 9 heures du matin, l'utérus est remonté à quatre travers de doigt au-dessus de l'ombilic ; à la suite de pressions modérées le placenta et 300 grammes de sang en caillots sont expulsés au dehors. Il y a deux placentas dont le poids total vaut 1170 grammes.

Les deux enfants sont mis en couveuse. 10 jours après, tous deux sont envoyés en nourrice.

---

*3° Présentation du siège, mode des pieds.*
OBSERVATION XI. — B... Alice, 24 ans, I *pare*
(16 Mars 1899)

A 7 h. 15, expulsion du premier après une application de forceps.

A 7 h. 16, M. Thévenot crève la seconde poche des eaux et immédiatement les pieds du fœtus apparaissent à la vulve. M. l'interne tire sur le pied antérieur, fait le dégagement du siège, l'anse au cordon, abaisse les bras.

A 7 h. 20, dégagement complet.

A 7 h. 30, la malade est délivrée complètement ; un seul placenta triangulaire pesant 750 grammes.

Perte de sang, 200 grammes environ.

---

4° *Présentation de l'épaule, version immédiate*

OBSERVATION XII. — F. Marie, 17 ans. — II *pare*
(15 Mai 1905)

Epaule droite, version, enfant vivant.

On touche, quelques minutes après, l'expulsion du premier fœtus ; un coude est senti à travers la poche des eaux intacte. Les bruits du cœur vont bien. Néanmoins, étant donnée la présentation vicieuse, on décide une intervention qui sera la version. La main gauche est introduite pour attirer la présentation, la tête est dans la fosse iliaque gauche ; pendant la recherche du dos, la poche des eaux se rompt et du liquide ammotique s'écoule en abondance ; la main droite en entraîne à côté du bras gauche de l'opérateur, c'est donc un épaule droite, dos en avant. Mais en même temps, le pied droit tombe dans la main gauche qui le ramène aisément. L'évolution et l'extraction se font très simplement. L'enfant crie immédiatement.

*Placenta* : 2 poches ammotiques avec 2 chorions.

---

OBSERVATION XIII. — S. Flavie, 27 ans. — I *pare*
(4 novembre 1906)

Immédiatement après l'expulsion du premier, on ausculte

en avant sur la ligne médiane, les bruits fœtaux sont normaux. Rien ne presse ; on pratique plusieurs touchers. On sent des petites parties à travers la poche des eaux. Celle-ci est rompue artificiellement ; la main introduite sent une présentation transversale, le pôle céphalique à droite et un peu en avant, le pôle opposé à gauche et un peu en arrière, les mains et l'avant-bras sont en avant de la présentation ; le fœtus voudrait pour ainsi dire plonger dans l'excavation si ces deux pôles ne l'arrêtaient. La version est indiquée, elle se fait sans incidents ; on retire une quinzaine de centimètres de cordon pour éviter qu'il ne soit pincé, et on fait un Mauriceau.

Enfant petit ; 2 kil. 100. Délivrance spontanée 1 heure après.

Placenta unique, ovalaire, à 2 loges distinctes.

5 jours après, l'accouchée va bien ; pas de température ; elle allaite ses deux enfants.

---

### Troisième groupe.

*1° Présentation du sommet avec procidence du cordon. — Version.*

---

OBSERVATION XIV. — B. Marie, 32 ans. — III *pare*
(7 Avril 1903)

La poche des eaux du second est rompue artificielle-ment dès qu'elle a une tension suffisante.

L'écoulement se fait. M. Voron introduit la main et l'avant-bras. Il sent un cordon et un sommet. La version indiquée est rapidement faite ; traction sur le pied droit ; le siège se présente ; dégagement de la hanche et du membre gauche ; passage du tronc, rabattement du bras postérieur gauche et dégagement du bras antérieur droit : enfin Mauriceau. Circulaire autour de la cuisse G.

A cause de l'inertie, on fait la délivrance artificielle. Un seul placenta à deux lobes. Perte de sang égale 600 grammes. Injection d'ergotinine, lavement de sérum, pouls à 76.

---

OBSERVATION XV. — Marie B..., 34 ans. — III *pare* (9 Novembre 1899)

Le ventre reste volumineux après l'expulsion du premier ; on sent au palper un pôle dans l'hypocondre droit, mais les douleurs ne permettent pas de préciser sa nature.

Rupture artificielle de la deuxième poche tendue et rénitente. Il s'écoule environ 4 à 500 grammes d'un liquide clair qui entraîne avec lui une anse du cordon ; on cherche à la refouler, pendant qu'on invite la malade à pousser. Bientôt la tête apparaît en occipito-sacrée, en même temps que l'anse funiculaire est pincée sous le pubis. La contraction est efficace et la tête est expulsée en une minute environ. Puis expulsion complète, rapide ; enfant pâle, un peu faible, se ranime et crie au bout de 2 à 3 minutes.

La délivrance se fait spontanément 20 minutes après. L'utérus se rétracte bien. 2 placentas distincts.

Le lendemain, la malade se trouve bien ; elle ne souffre plus ; son utérus est bon.

---

2° *Présentation du sommet avec procidence des membres.* — *Version.*

---

OBSERVATION XVI. — R. Laurentine, 23 ans. — III *paré*
(19 Janvier 1899)

A 1 heure 50, on perce la seconde poche des eaux ; il s'écoule 250 grammes d'un liquide jaune citrin. Le palper ne révélait absolument rien.

Au toucher on sent au détroit supérieur une main et une masse très élevée qu'on ne peut reconnaître. Un nouveau toucher, pratiqué par M. le Chef de clinique, révèle un sommet avec procidence des deux bras. On agit sur le pied postérieur. La version s'exécute facilement et l'extraction avec ses différents temps se fait en moins d'une minute. L'enfant est bien constitué ; il pèse 2 kil. 800.

La délivrance est spontanée à 2 h. 30 ; placenta unique, présente un hématome sous-amniotique de la grosseur d'une noix.

## Quatrième groupe.

### HÉMORRAGIE.

*1° Après le premier accouchement, décollement prématuré du placenta. — Version podalique.*

OBSERVATION XVII. — P. Célestine, 26 ans. — II *pare*
(15 Novembre 1899)

Cette hémorragie a déterminé la malade à se rendre à la Charité. A son entrée dans le vestibule de la clinique, un enfant macéré tombe sur le parquet. Le cordon s'est rompu à son insertion placentaire, l'hémorragie s'accentue. On transporte la malade sur un lit. On introduit directement la main au fond de l'utérus, on rencontre une masse placentaire en partie décollée avec un autre fœtus qu'on saisit par le pied droit et qu'on amène au dehors. — Le fœtus extrait, l'hémorragie continue ; on procède au décollement artificiel du placenta qui, extrêmement friable, se déchire. On peigne la surface utérine avec la pulpe des doigts. La masse placentaire une fois extraite, troisième exploration de l'utérus. Il paraît ne plus rien rester. La manœuvre est suivie d'une injection intra-utérine à 45° de sublimé successivement à 1/300, 1/4000, 1/5000. L'utérus qui avait présenté de l'inertie locale à sa face postéro-supérieure est rétractée sur toute sa surface. La perte de sang est évaluée à 600 grammes.

---

OBSERVATION XVIII. — P. Augustine, 27 ans. — II *pare*
(15 janvier 1896)

5 minutes après l'expulsion du premier enfant, il s'écoule environ 250 grammes de sang ; on rompt immédiatement la seconde poche, en même temps on saisit le pied et l'attire à la vulve. Les douleurs expulsives deviennent efficaces et l'on voit se dégager spontanément le siège ; deux mains sont appliquées de chaque côté de la paroi abdominale pour empêcher le relèvement des bras. Le cordon ne bat pas ; le bras gauche sur les côtés de la face est rapidement dégagé, puis le bras postérieur vient à son tour, enfin manœuvre de Mauriceau. L'enfant est vigoureux, il pèse 2430 grammes.

L'utérus très mou est malaxé vigoureusement ; il s'écoule 300 grammes de sang environ. L'interne procède au décollement artificiel du placenta. Malgré tout, l'utérus reste flasque ; on introduit le poing fermé dans la cavité utérine pendant qu'on frictionne à travers la paroi abdominale. Une contraction survient bientôt ; le poing est retiré et l'on pratique un lavage iodé à 45°.

Bientôt après, l'utérus redevient mou, pâteux ; on fait de la compression bimanuelle durant 7 ou 8 minutes. Au bout d'une demi-heure, l'utérus a repris une consistance suffisante. On fait 400 grammes de sérum en lavement. Pouls à 92. Perte de sang égale 600 grammes.

---

*2° Hémorragie après la sortie du second enfant. — Extraction manuelle.*

---

OBSERVATION XIX. — V. Mélanie, 24 ans. — I pare

Après la rupture de la poche des eaux, le deuxième fœtus se présentant transversalement, on pratique une version podalique. On se dispose ensuite à faire la suture du périnée déchiré. L'utérus est ferme, élastique. On a à peine placé le premier point de suture, lorsqu'il s'écoule un peu de sang par la vulve. On songe à l'évacuation placentaire immédiate, lorsque la main qui cherche l'utérus par la paroi abdominale ne le sent plus. En même un flot de sang s'échappe par la vulve. L'externe comprime l'aorte en même temps que la main droite de l'opérateur, introduite dans l'utérus, complète le décollement du placenta. L'utérus forme un grand sac mou qu'on frictionne vigoureusement pendant que le poing excite la paroi utérine. La contraction se réveille rapidement ; la main est expulsée, il ne reste ni débris de cotylédons, ni membranes. On achève la suture du périnée. Injection intra-utérine iodée. L'utérus se contracte bien. Enfant vigoureux.

Placenta unique, réniforme.

La perte de sang égale 7 à 800 grammes. — Rien à signaler dans les suites de couches.

---

*3° Hémorragie pendant et après la délivrance.*

---

OBSERVATION XX. — C. Jeanne, 22 ans. — II *pare*

Le deuxième enfant en présentation du sommet avec procidence du cordon est vite expulsé. Enfant vigoureux, 2225 grammes.

Utérus bien contracté.

10 minutes après, léger écoulement sanguin par la vulve ; l'utérus se contracte moins bien, inertie locale en en haut et à droite. Introduction de la main dans l'utérus est douloureuse ; le poing fermé promené dans l'utérus mou réveille une contraction ; la main ramène le placenta et les membranes.

Injection iodée ; l'inertie persiste. L'expulsion du placenta et des membranes étant complète, on fait une injection sous-cutanée d'ergotinine Tauret, 5 gouttes. Pansement aseptique vulvaire. Une 1/2 heure après, tout va bien. Perte de sang, 400 grammes.

Les enfants sont bien portants. Les suites des couches furent bonnes.

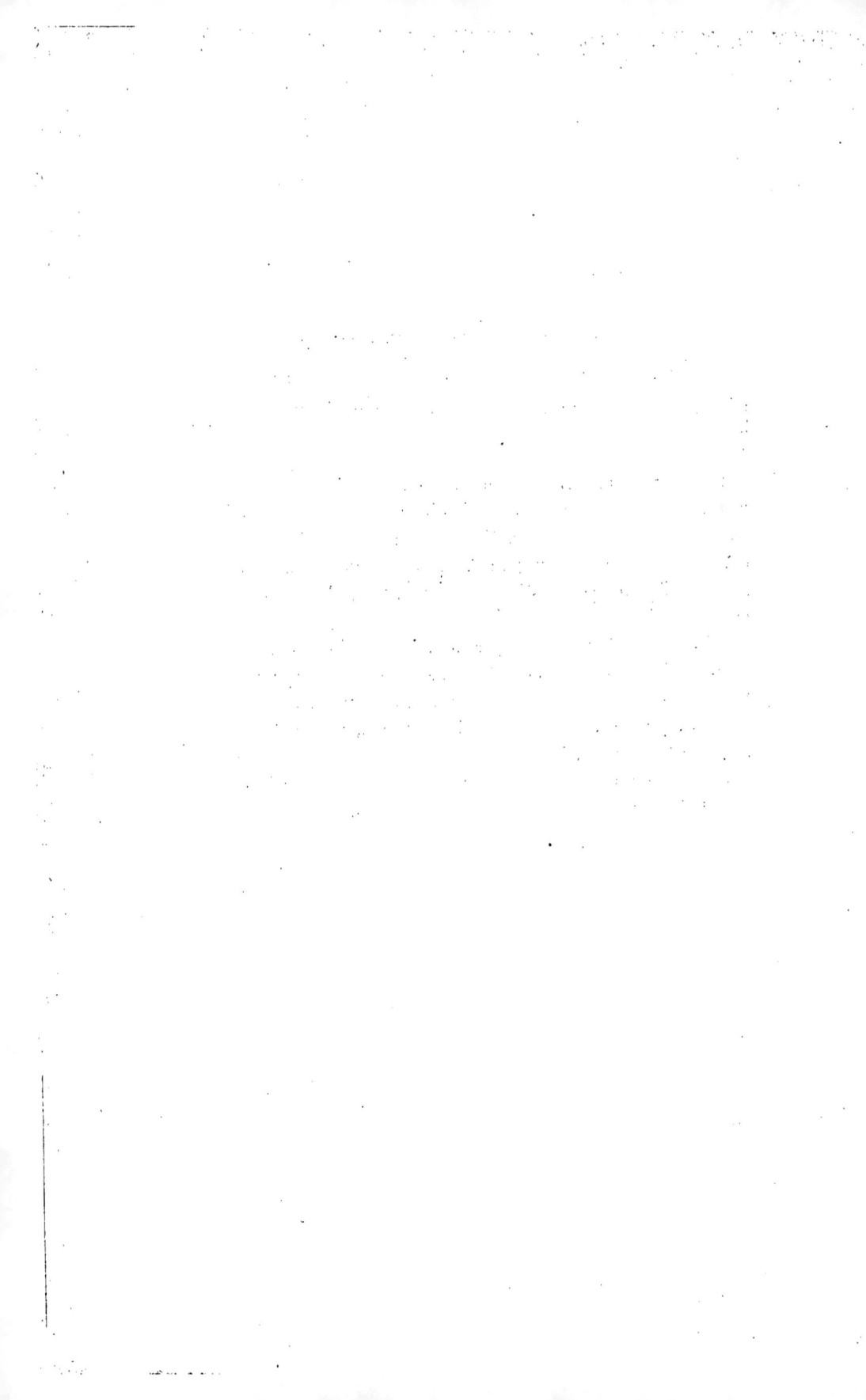

# CONCLUSIONS

I. — Les présentations du second enfant dans l'accouchement gémellaire sont en moyenne, par ordre de fréquence, le sommet 50 %, le siège 40 %, l'épaule 10 %.

II. — L'accouchement du second enfant doit s'effectuer spontanément dans l'heure qui suit immédiatement la sortie du premier. Pendant cette période d'attente la vie de l'enfant est menacée par les troubles de la circulation fœto-placentaire, l'auscultation doit donc être pratiquée très fréquemment. — Dans les cas où *le toucher pratiqué immédiatement après la sortie du premier enfant* montre que la présentation du second est transversale, la version est nettement indiquée même si la poche des eaux n'est pas rompue.

III. — Les présentations transversales, dès la rupture de la poche des eaux nécessitent immédiatement la version podalique.

IV. — La lenteur de l'accouchement, la faiblesse des contractions utérines, les procidences du cordon ou des membres, l'hémorragie par décollement préma-

turé du placenta, l'inertie utérine réclament une intervention rapide : on pratiquera la version podalique.

V. — Pour prévenir les hémorragies de la délivrance,
dans les conditions normales on se gardera d'intervenir trop rapidement.

Dans la majorité des cas, la délivrance se produira
sans accident après une heure ou une heure et demie
d'attente. En cas d'hémorragie importante on agira
par la compression de l'aorte et la délivrance manuelle.

# BIBLIOGRAPHIE

AHLFELD — *Beitrage zùr Lehre von den Zwillingen.* Arch. f. Gyn. Berlin. 1874-75, VII, 270. 1879, XIV, 321.

AUBEL — *Grossesse gémellaire* avec long intervalle entre les deux accouchements. Arch. chir. Bruxelles, 1902, IX.

BAR, BRINDEAUD, CHAMBRELENT — *Pratique de l'Art des accouchements.* 1907.

BAYARD — Th. Paris, 1905.

BECK — *Du retard de l'expulsion du deuxième jumeau.* Prager méd. Woche, 1903, n° 13.

BOUCARD — *Des accidents* dans les grossesses gémellaires. Th. Paris, 1858.

BRIOT — *Grossesse gémellaire* avec long intervalle entre les deux accouchements. Lyon méd., 19 déc. 1897.

BUDIN — *Leçons* de Clinique obstétricale. 1889.

CHAMBRELENT — *Séjour prolongé* du deuxième fœtus dans la cavité utérine sans production de contractions. Revue de Gynéc. et Obst. de Bordeaux, 1900, II. Journal de médecine de Bordeaux, 1900, XXX, 235.

COMMANDEUR — *Cours.* — *Semestre d'hiver*, 1906-1907, Lyon.

CLAVAUD-RIBOURGEON — *Contribution à l'étude clinique* de l'hydropisie de l'amnios dans les grossesses gémellaires. Th. Paris, 1896.

CONVELAIRE    *Dystocie* au cours de l'accouchement gémellaire. Revue pratique d'Obstét. et de Pédiatrie. Paris, 1905, XVIII.

CORNET    *Contribution* à l'histoire des grossesses gémellaires. Th. Paris, 1888.

CRAMER    *Zwillung mit einer 3 1/2 tagiger Pause zwischen...* Monatsch. f. Geburtsh. u. Gynak. Berlin, 1905, XXI, 439.

COULON    *De la délivrance retardée* dans la pratique des accouchements. Th. Lyon, 1904.

DEPAUL    *Leçons de clinique obstétricale.* 1872.

DEMELIN et BUDIN    *Traité d'accouchements.* 1904, 297.

DUBOIS    *Considérations* sur les grossesses gémellaires. Gazette des hôpitaux. Paris, 1838, 2ᵉ sem.

FABRE    *Cliniques de la Charité,* 1907, Lyon.

FÜTH (J.)    *Longs intervalles entre l'expulsion des deux fœtus.* Centralb. f. Gyn., 1901, n° 38, p. 1055.

HIRT LUDWIG    *Zür Kenntnis der Zwillungschwangerschaft* Inaug. Dissert. Breslau, 1902, Avril-Mai.

HERGOTT    *Grossesse gémellaire. Procidences.* Mem. soc. méd. de Nancy. 1878-79-80, 44-52.

HIRIGOYEN    *Grossesse et accouchement gémellaires.* Th. Paris, 1879.

HORAND    *Grossesse gémellaire.* Mem. et compte rendus de la société des sciences méd., Lyon, 1868, VII, 34.

JULLIEN    *Documents statistiques* concernant l'étude des grossesses gémellaires. Paris, 1897.

LARRE    *Étude sur les complications* dans les grossesses et accouchements gémellaires. Th. Paris, 1895.

LEROY    *De la grossesse gémellaire.* Th. Paris, 1872.

LORINI    *Arte Obstetricia.* Milano, 31 oct. 1900.

MONTEIRO    *Grossesse gémellaire.* Th. Paris, 1895.

NORDHALM    *Die Zwillüngsgebürten des Leipzigen Klinik und Poliklinik.* 1887 bis, 1900. Inaug. Dissert. Leipzig, 1901, n° 10.

| | |
|---|---|
| Pérotin | *Grossesse et accouchement gémellaires.* Th. Paris, 1862. |
| Ribemont-Dessaignes | *Précis d'obstétrique.* 1901. |
| Rivière | *Quelques cas intéressants* de grossesse gémellaire. Arch. de tocologie. Paris, 1888, xv, 400-418. |
| Santelli | *Grossesse gémellaire et éclampsie.* Th. Montpellier, 1898. |
| Seegert | *Statistique* relative à la grossesse gémellaire. Zeitsch. f. Geb. 1903, xlix, Heft 2, p. 206. |
| Sriber | *Marche de l'accouchement gémellaire.* Th. Paris, 1906. |
| Tarnier | *Traité d'accouchements.* 1889. |
| Varnier | *Revue d'Obstétrique et Pédiatrie.* T. vi, p. 130, 1893. |
| Viana | *Etude sur la grossesse multiple.* Annalidi Obstetricia, sept. 1904. |
| Wagner | *Hydramnios aiguë* dans une gémellaire univitelline. Centr. f. Gynak., 1903, n° 48, p. 1451. |

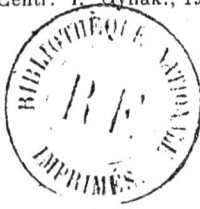

IMPRIMERIE DUCROS ET LOMBARD, VALENCE-S/·RHÔNE